عمر التميمي

طبيب قلب أطفال، وكاتب ومفكِّر، له مشاركات علمية وتطوعية، وهو عضو في عدة جمعيات علمية وخيرية.

الإهـداء

إلى رفيقة دربي الدكتورة:

مريم العويرضي.

إلى أهلي وأحِبَّتي..

إلى مرضايَ وزملائي في العمل الصِّحّي..

إلى كُلِّ قارئ...

عمر التميمي

في طريقي إلى العيادة

AUSTIN MACAULEY PUBLISHERS™

LONDON • CAMBRIDGE • NEW YORK • SHARJAH

الرقم الدولي الموحد للكتاب 9789948041542 (غلاف ورقي)
الرقم الدولي الموحد للكتاب 9789948041559 (كتاب إلكتروني)

رقم الطلب: MC-10-01-8301896
التصنيف العمري: E

تم تصنيف وتحديد الفئة العمرية التي تلائم محتوى الكتب وفقًا لنظام التصنيف العمري الصادر عن المجلس الوطني للإعلام.

الطبعة الأولى 2022
أوستن ماكولي للنشر م. م. ح
مدينة الشارقة للنشر
صندوق بريد [519201]
الشارقة، الإمارات العربية المتحدة
www.austinmacauley.ae
+971 655 95 202

شكر وتقدير

أشكر أوستن ماكولي والعاملين فيها على جهودهم وحسن تعاملهم، وأشكر أخي الكابتن عبد الله التميمي على مراجعة الكتاب وإبداء آرائه ومقترحاته.

قائمة المحتويات

مقدمة

في حياة مليئة بالعمل والجد والتطلُّعات يتبادر إلى ذهن المشاهد بأنها حياة مثالية يتطلع لها الكثيرون ممَّن تثير إعجابهم فيُقدِمون عليها، أو يدفعوا بأبنائهم وبناتهم إلى الدخول اليها.

غير أن هذه الصروح الحياتية لا تخلو مِنَ الكدر والتعب والشقاء بخلاف ما يتخيَّل البعض.

إنَّ البسمة على محيا الكثيرين تكون لعدة أسباب أهمها: التعاطف والإحساس بشعور المرضى وآلامهم والسعادة بمساعدتهم، وليست بالعمل والمسمَّى وإنْ كانت في بادئ الأمر حتى تتلاشى معَ مرورِ الزَّمن.

كتبتُ لكم القليل من الكثير وتفاديت الخوض في بعض الأمور، ولكن تركت لكم أن تقرؤوا ما بين السطور.

التخصص والاختيار

عندما تتهيأ لدخول الجامعة تحتاج اختيار الكلية، ثمَّ التَّخصُّص وهذا موثر على باقي الحياة.

عندما تنتهي مِن كُلية الطب سيكون هناك طريق آخر، بل عدة طرق تحتاج أنْ تتَّخِذ قراراً آخر وتسلك طريق التخصص، وما إن ينتهي التخصص حتى تظهر طرق أخرى لتخصص دقيق.

في كل خطوة قرار وفي كل قرار مصير وتغيير غير قابل للنقض.

يصل الطبيب إلى تخصص دقيق يقل الطلب عليه ويقل عدد المرضى وتصعب أمراضُهم، وتطول متابعتهم، ويعيش في محيطٍ صغير مِنَ الزُّملاء والمرضى والمشاكل.

ذلك المحيط الذي يصبح متصلاً ببعضه، والذي يمشي على قوانين وتقديرات وتوقعاتٍ مِنْ كُلِّ شخص يصل إلى هذا المكان. لا يمكن المشاغبة أو المعارضة أو الخروج عن الخطوط

الموضوعة، وإلا ستجد نفسك في زاوية معزولاً ومهاجماً مِنَ القطيع.

يمتلك عتاولة الفريق اليد الطولى في التحكُّمِ وتصريف التخصُّص وما يدور حوله مِنْ قبول وتدريب وعملٍ خاص ومنافع حتى العمل التطوعي الخيري.

مِنَ الحِكمة ألَّا تخطو إلى الأمام حتى تعرف من هناك وكيف حالهم ومن هم عتاولة الفريق.

هذا التخصص وما يدور حوله، فكن حذراً ومطلعاً مع كل اختيار.

لا تقعد عند الباب المغلق

هكذا نصحني أستاذي ومدير القسم الذي أعمل فيه عندما كنت أتهيأ للسَّفر لبعثة في الخارج.

قال ستجد أبواباً مغلقة، فلا تضِع وقتك عندها ولا تقعد تنتظرها تنفتح، ولا تخسر جهدك ووقتك لتفتحها، وابحث عن غيرها فهناك الكثير من الأبواب.

كان يقصد أنَّ هناك أشخاصاً لن يتعاونوا معك أو يعلموكَ أو يتقبلوكَ، فلا تخسر وقتك ولا تحاول إقناعهم بأي شيء، وابحث عن آخرين كُثر سيقومون بتعليمك ومساعدتك.

كانت كلمات غيرت الكثير في حياتي، وقد نجحتُ كثيراً في تفادي هذه الأبواب المغلقة في حياتي العملية والعلمية، وحتى حياتي العامة.

لا تحاول أن تغير قناعات الآخرين؛ فالوقت قَدْ يَضيع والعمر يفنى ويبقى لك الفشل والخسران.

ابحث عن عقول متفتحة وكريمة وطيبة تحمل الحب والسلام وتؤمن بالحقوق البشرية والمساواة، وتفرح بأن تنشر العلم، وأنْ تكونَ لها بصمة في كيان البشرية.

ابتعد عن المتعصِّبين والمتطرِّفين والحاقدين والعنصريين والجهلاء والفاسدين، فلا يوجد عندهم مِنَ البضائع غير الفاسد الكاسد.

هكذا نصحني وهأنا أنقلها إليكم بتصرُّف.

عندما نقبض الدِّيَة

كنت أتساءل دوماً: (لماذا الأطباء يتقاضون مرتبات أعلى من كثير من الموظفين؟)...

لكن: هل الأمور بهذا الوضوح؟ هل عوضتُ سِنيَّ الدراسة الطويلة المجحفة وهذا سبب مقنع حتى يساوي الفجوة المالية بيننا وأقراننا الذين دخلوا في تخصصات علمية أو أدبية أخرى والتحقوا بالعمل قبلنا وترقوا إلى مستويات علمية وإدارية مرموقة ونحن ما زلنا نقلب صفحات الكتب والمراجع ونواصل الخطى في طرق التدريب الشاقة، ونطيح ونقف مع كل امتحان وعقبة؟

لم تكن هذه القيمة المدفوعة لوقت ثمين مضى ولكن كانت لعمر قادم حيث الجهد والتعب أثَّر على صحتنا وأصبحنا نعاني من أمراضَ كثيرة مثل الضغط والسكر والدهون وسوء التغذية والضغط النفسي والاحتراق الوظيفي في سن مبكرة.

لقد كنا خيول السباق التي ما إن تكبُر حتى تصبح لا أهمِّيَة لها، بل حتى لحومها لا يتقبَّلُ البشَر أنْ يأكلوها وتحوَّل إلى طعام للحيوانات.

الآن فهمت بأننا قبضنا دِيّاتنا مبكراً وأصبح وقتنا بمفهوم اقتصادي بحت مِنْ أرخص الساعات العملية التي تُدفَع أجورها مِنْ خُبراء في صنعتهم.

وأنا ممَّن قبضوا دِيّاتِهم مبكراً، أنصحُ كُلَّ طالِبِ طِبِّ وطبيب ومَن يعمل في مجال الصحة أن ينتبه لصحته أولاً وأخيراً، وألَّا يفرِّط بها، وألَّا يقبض قيمة ساعات عمره زهيدة، وليحافظ على عمر مديد بالصحة والعافية.

الصبر والعمل

هل الصَّبرُ مُرٌّ؟

الصَّبرُ مُرٌّ بكل الأحوال، ولكن مرارته تختلف بشدتها من حال إلى آخر.

إذا كان الصبر على ظلم وإجحاف فهو أمَرُّ الصبر لأنه صبر وقلة حيلة واستضعاف وتكبر وتجبر.

المداومة على العمل صبر، وانتظار الراتب صبر، وتحقيق التطلعات وإنجاز المشاريع صبر، بل إن الحياة صبر.

ولأن الحياة لا تخلو مِنَ التقلُّبات والدوائر، فحين يأتي الفرج تكون النهايات السعيدة للصَّابرين.

ما أصعب الحياة مع الظلم، وما أحسنها مع العدالة والمساواة.

في الحياة الطبية تحتاج رصيداً عالياً مِنَ الصَّبرِ والتَّحمُّل حتى تبلغُ بعضَ الأهداف وتُحقِّق بعضَ الأحلام.

مشقَّةٌ مِنْ سنوات الدراسة الثانوية فالجامعية، ثم الزمالة، حتى تكون استشارياً؛ ليرى الجميع قِمة جبل الجليد، حيث تختفي الإخفاقات والصُّعوبَات والسَّهر والجُهدُ والتَّعب.

إنَّ مسيرة الطبيب مرصوفةٌ بالصُّعوبات، وكراسي الراحة فيها على قارعة الطريق مِنَ الصبر والتحمل.

لكن لكل طريق نهاية، ونهاية الصبر الفوز والفرح.

توقَّف ولا تستسلم

حياتُنا على اليابسة لا تختلف عنها على سطح البحر. نبحث عن لقمة العيش وتطوير الذات وبناءِ المجتمعات والتعايش السلمي والاستقرار البدني والعقلي، ونتعامل مع الطبيعة والتغيرات لهدَفِ البقاء والتكاثر.

وللبحَّارَة حياتهم وخُبُراتهم في التعامل معَ ظروف الحياة على سطحِ البحرِ وقاعِ البحر، ومدِّه وجزره وهدوئه وهيجانه وحيتانه وسائر أحيائه، ومع من يركبه كزملاء وأعداء وأصدقاء.

وإنَّ للبحر قوانينه، التي مَنْ تهاون بها أو أهملها أو عاندها وجد نفسه غريقاً في قاع البحر، أو في بطن إحدَى مخلوقاته ليلقى حتفه.

حياتنا على الأرضِ تختَلِف باختلاف فهمنا وإحساسِنا بأنَّ الأرضَ صُلْبَة وثابتة، ولا تهيُّج ولا مدَّ ولا جزر، وهذا وإن كان مقبولاً منطقياً، لكن إذا تعلمَّت من عيشة البحر ستكون مرتاحاً على سطح الأرض.

حياتنا مِثلَ البحرِ، ويجب أنْ تتعلَّم لتعيش سعيداً، وعلى الأقل سليماً معافى، فتتعامَل مَع المُتَغيِّرَات والظروف كما يتعامَل البحَّار الشاطر مع البحر. أجِّل الرحلة وأخِّر النقاش وحدِّد وابحث عن الوقت المناسب، وتفادى الهيجان، وارفع شراعك مع الريح إن كانت تسير في صالحك، وأنزله إن كانت عكس ذلك.

لا تستعجل وكن مستعداً لإلغاء الرحلة وتأخيرها، وانظر إلى البحر ولا تنظر لضرورتك؛ فالبحر مَنْ يُقرِّر وليس أنت.

لا تستَسلِم، وتعال نهار الغد، فقَد يكون البحر هادئاً والظروف مناسبة وفرص الفوز عالية.

تعلَّم أنَّ انتظارك ليسَ ضعفاً ولا هواناً ولا جبناً، ولكن للبحر ظروفاً لا تعرفها وهو هائج، وسيعود هادئاً قريباً.

تغيرات كثيرة قد تعرفها أو لا تعرفها تجعل مِنَ الآخرين تحت ظروف مختلفة وأمزجة متأرجحة وآراء مختلفة وقرارات صعبة تجعل تفادي أيَّ طلب أو اقتراح خياراً سليماً.

تعلم الصبر والصبر والصبر والتوقيت المناسب وستجد مفتاح النجاح.

التميز والمنافسة

من يبحث عن التميز في عمله وأدائه؟

الكل يحب أن يكون متميزاً بشكل أو آخر، بحيث يشار إليه بالبنان عندما يبحث موضوعاً ما أو يحتاج عملاً ما.

للتميُّز طريق طويل مِنَ الجِدِّ والعِلْم والعمل، مرصوف بساعات الصبر والتحمُّل، ومُجَّمَّل بساعات العمل والمذاكرة والسَّفر مِن أجلِ العِلمِ والتَّجرِبة والخِبرة.

المتميزون الحقيقيون قِلَّة، ولِتَكون متميزاً.. يجب أن تبحث عنهم وتتعلَّم منهم حتى تصبح مثلهم.

ولكن ما بعد التميُّز هو المنافسة بشقَّيها:

- الشريف: من زملاء سبقوك أو لحقوا بك للبحث عن مكانة أعلَى في التميُّز والتخصُّص.

- غير الشريف: من فاشلين تمكَّنوا أنْ يكونوا في أماكِنَ إدارية أو عَملية لا يمكن أن يصلوا لما وصلت، بل يكيدون لك بقدر ما

يستطيعون، ويعيقون تقدُّمَك ويسعون للإطاحة بك وتشويه سمعتك.

يمكنك منافسة الشرفاء والعمل معهم والرقي سوياً إلى القِمَم، أمَّا الأنذَالُ فلا أمانَ لهم، وتخسَر الكثيرَ مِنْ عُمرِك وصِحَّتِك معهم.

لكل عمل بيئة، إمَّا صِحية وفيها التنافس الجميل والعمل الجاد والإنتاجية الصحيحة والرقي النزيه، وأخرى بيئة فاسدة مدمِّرة لكل ناجح، مَرْبَى لكل فاسد وحاقد.

إصلاح البيئة صعب جداً ومضيعة للوقت والصِّحَّة والطموح...! ابحث عن بيئة صحية ولا تقبل الاستسلام.

إهمَالُ النَّفسِ والصِّحَّة

"باب النجار مخلوع"... هو المثل الذي ينطبق على الكثير من العاملين في المجال الصحي.

التأخُّرُ في العلاجِ والفحوصات الطبية، والمكابرة على الأوجاع والأعراض والتَّحمُّلِ والصَّبرِ والانشغالِ في العَمَل هي سِمةٌ للكثيرين منهم.

لا تقف على الأشخاص، بل تتعدَّى إلى أطفالهم، حيث تأخير التطعيمات ومراجعة العيادات ومتابَعةُ الأمراض والزيارات الاعتيادية للطِّفلِ السَّليم.

منشغلون ومتشاغلون أو كسولون.. أو غير مسئولين عن أنفسنا وعن أبنائنا، أم خليط من هذا وذاك؟

عندما نكبر نبدأ بدفع الثمن مضاعفاً مِنْ صِحَّتِنا وأولَادِنَا وأموالِنا، والعَمَل لَمْ يطلُب منَّا أنْ نُهمِل أو نتكَاسَل أو نُقصِّر في حقوقِ أنفُسِنا أو أولادِنا بشكل مباشر، ولكن كثرة العمل

وروتينية والتزاماته جعلتنا نتأخر بأداء واجباتنا اتجاه أنفسنا وعوائلنا.

نحن إذاً الَّذين اختلقنا الأعذار وأهملنا في مسئولياتنا تحت حجج واهية.

كان يجب إصلاح الباب قبل أبواب الآخرين.

الزملاء في العمل ومستوى الذكاء

يختلف الذكاء من شخص إلى آخر كطبيعة بشرية تعمل الجينات دورها وتعززها الطبيعية التي يعيش فيها.

هناك الذكي والعادي والغبي والمتذاكي والمتغابي على مستوى الذكاء والتصرف.

وهناك النَّشِط والكسول والمتوسط بين هؤلاء.

ولكون مستوى الذكاء والنشاط لا علاقة بينهم في الكثير من الأحيان وهما عبارة عن صندوقين يتم مقارنتهما حسب نظرية الاحتمالية.

يقول المثل: "العمل مع الأغبياء قاتل"، فقد يكون الغبي النشط أكثر خطورة من الغبي الكسول.

يكمن الخطر في طرق أعمالهم وخطورة العمل معهم على السلامه الشخصية والعقلية.

الفهم والإدراك والتقدير والاستفادة من الخبرات والتجارب كلها مضروبة عندهم.

قد يتمتع الأغبياء بطيبة القلب وصِدقِ اللسان، ولكن تكرار الأخطاء يجعل من الصعب أن تشفع لهم أخلاقهم.

أكثر خطورة في الغبي المتذاكي الذي قد يُقدِم على أعمال كبيرة دون تقدير خطورتها على نفسه والآخرين، والتي تجعل من الحوادث في العمل وخارجه من الظواهر المتكررة معهم.

أما الأذكياء المتغابون، فهم إما لظروف الحياة والعمل مع الأغبياء أو الحقودين أو المتسلطين الذين يكرهون كل ذكي، أو لكونهم شخصيات لئيمة تستغل الآخرين وتخفي قدراتها حتى لا يعمل كثيراً أو تُوكَل إليه أعمال.

من الحكمة تقييم كل العاملين حولك حتى تعيش في سلام وأمان.

التعلم والعناد

يقول أحد أساتذة الطب: "نِصفُ ما نَعلَم غير صحيح أو غير دقيق، والنصف الآخر صحيح، غير أن المشكلة أننا لا نعرف النصف الخطأ".

لن تتعلم بسهولة إذا كنت عنيداً.. المعلومات تتغير، حتى ما كنت تظن أنه حقيقة قد يتغير ويصبح خطأً أو باطلاً. عندما تكون متفتح المدارك وبعيداً عن العناد والمكابرة سيسهل عليك كل طريق، وتحل كل مشكلة، وتستفيد من كل معلومة وفرصة.

عاند ابن سيدنا نوح عليه السلام أباه، وكان يعرف حقيقة أن الاعتصام إلى جبل سينقذه من الغرق في الحالات العادية، ولكن تغيَّرت الحقيقة في وضع الطوفان، ولم يصبح الجبل ملجأً، وهلك بقدرة الله معانداً.

يتطلب التعلُّم مرونة عالية مِن المتعلِّم والمعلِّم، وبحث عن كلِّ مُتغيِّر، وتقبُّل التغيير وتعلُّم الجديد.

وهذا المنهج إذا طُبِّق في مدرسة الحياة أصبح الكثير في حياتك سهلاً، ولطيفاً، وممتعاً.

لا تعاند في الأمور، ووضح وجهة نظرك بكل هدوء وبعيداً عن المكابرة والمبالغة والانتصار للنفس وفرض الآراء.

تذكر دوماً أنَّ العناد مذموم، ودرِّب نفسك على التعلُّم والبحث وتقبُّل الآراء والتراجُع مِن أجل الحقِّ متى ما ظهر.

الطب والمجالس

لا تخلو المجالس العامة من نقاشات في مجالات شتى؛ السياسة والاقتصاد والطب والهندسة ومواضيع الجيران وأخبار العالَم، وما هبَّ ودبَّ، حسب طول الجلسة وتنظيمها وحاضريها.

يتفق معظم الحاضرين على أنه كلام مجالس وينتهي في معظم الأحيان في مكانه، لكن ما مدى صحة ودقة ما قيل.. فحدِّث ولا حرج.

وإذا كنت حاضراً مثل تلك المجالس فتكون في إحدى حالات: إمَّا أنْ تُسأَل عن كل شيء، ويُتَوقَّع أن تجاوب على كل شيء، أو يطلب منك أن تصدِّق على بعض القول، أو تعلق على البعض، أو يتجاهلون وجودك!

في كل الحالات يستحسن السكوت والتبسم والابتعاد عن التعليق والتصديق أو التدقيق أو التعديل، حتى ولو انتقدوا الأطباء والمستشفيات وغيرها.

لن تعدِّل شيئاً، ولن تحقق هدفاً، وستخسر الكثير من وقتك وجهدك وأقاربك وأحبابك.

وحتى ترتاح نفسياً، فالمحتاج سيتصل بك، أو يقوم ويجلس جنبك ويهمس لك بأمره، والقليل جداً مَن يُصدِّق ما يُقال.

لا تجعل أحداً يستفزك بالدِّفاع أو التعليل أو الشرح، حتى لا يجعلوك سخريتهم ويتسلوا بك في المجلس أو بعده.

إن كنت من النوع الذي لا يحتمل فاترك المكان وغادر بسلام، وإن كنتَ ممَّن يحتمل فاعتذر بأنك طبيب فقط في العيادة، وخارجها لا تشغل بالك.

وهذا ليس فقط معك كطبيب، بل ينفع مع المهندس والعسكري والمدني وكل متخصص.

واعلم أن العلماء قليلاً ما يتكلمون.

استمع فقط

في زمن التكنولوجيا والنانو أصبحنا متيقنين بأنَّنا أذكياء ونحل المشاكل وندير العالم. وكيف لا وكل واحد منا يحمل حاسوباً صغيراً في جيبه ويتواصل مع العالم، ويحضر المؤتمرات ويشاهد الحياة في أماكنَ شتى وهو جالس أو واقف أو مضطجع.

ولكن هل معرفتنا بتشغيل هذه الأجهزة جعلتنا أذكياء، أم هذا الحد الأدنى من الحياة العادية ومستوى متوسط على مقياس الذكاء؟

بما أننا في عالم يضخِّم كل شيء ويجعل من أبسط الأمور إنجازاً، ومن بعض الناس مشهوراً، ويُعجَب بمن لا علم له، ونهتم بالمظاهر، فنحن أذكياء، بل عباقرة الكون.

وهذه المقدمة البسيطة لموضوع، استمع فقط لتتفادى أيها القارئ الكريم أن ترد على العباقرة.

فعندما يشتكي لك أحد أمراً ما فهو لا يبحث عن رأيك ولا نصيحتك، ولكن يريدك أن تسمع فقط، وإلا.. فهو يملك حلولاً وخططاً وتنفيذاً لا يقبل النَّقد أو الرأي.

وهذا في كل حال، إذا كنت في اجتماع اِعرف أنَّ السر في الاستماع، وإذا سُئِلت فقل نعم واستمع، فلا أحد يقبل النقاش أو الشرح أو التوضيح، فكيف تقنع من يحس ويؤمن بأنه عبقري؟

هذا ما يحدث في عالمنا الثالث الذي يزداد تخلفاً ويكابر ويقنع نفسه بنفسه، ولا يحب أن يستمع لأحد إلا لصوته، أو صوت الببغاوات حوله.

عزيزي القارئ.. اسمع وحاول أن تستمتع حتى لا يقتلك الملل على أيدي عباقرة الزمن!

العقل والعاطفة

خاطِب عقلَ العالِم ليُقنِع عاطفته..

وخاطب عاطفة العامِّي ليُقنِع عقلَه..

هذه العلاقة بين الاثنين، ومن هنا تكسب تأييد الشخص الذي تتكلم معه.

فالمتعلمون يبحثون عن الدليل ويناقشونه ويتأكدون من صحته وصدقه ويحللون القضية، وطرق حلِّها ونتائجها، ومن ثم يقتنعون ويتعاطفون مع القضايا، ويغيرون آراءهم في حال ظهور أدلة جديدة، أو تغييرٍ في مسار القضايا.

أما العامة فهم عاطفيون في الأغلب، وبسطاء في تقبُّل الأمور، ويحتاجون أنْ تخاطِب عاطفتهم عن طريق القصص والمشاهِد والرُّموز التي يُؤمِنُونَ بها، ودموعٌ مِن شخص تُعادِل ألف دليل، فيقنعون عقولهم ويناصرون القضايا. لن ينظروا إلى الأدلة، ويحتاجون فقط استمرار طرح القضية بشكل عاطفي.

لذا اختر أدواتك بحسب من تريد أن تخاطب. فخير مثال:
شاهد الحملات الانتخابية في العالم كيف تتغير في كل وقت
ومكان.

حتى لا تُصدَم

بين الواقع ووسائل التواصل الاجتماعي قد تجد فجوة كبيرة، بل هوة لا تصدقها أو تتخيلها، بين ما يُكتَب وما يُقال، وما يُفعَل.

يتكلَّم أحدهم بكل موضوع، ويوجه النصائح والإرشادات، محبٌّ للخير في جانب المريض وحريص عليه، والواقع يخالف هذا، وزملاؤه يعرفونه ويعرفون عمله.

إنَّ البحث عن أكبر عدد من المعجبين والمتابعين، وأن يتناقل الناس أقواله وتوصياته، ويزداد مراجعوه ودخلُه، على أكتاف هؤلاء البسطاء الذين صدقوا ما قرؤوه أو سمعوه.

لا أقصد شخصاً بعينه، ولكن كتبتُ ليتعلَّم الإنسان أينما كان أنْ يبحَث عن الحقيقة، ويتعلَّم أنَّ هناكَ خلافاً في الحياة وطرق التعامل، وأن يحذر كل مدعٍ.

لن تقبل أنْ تتجرَّع السُّم، ولكن قد تخدع إذا وُضِع في مأكل أو مشرب مفضَّل عندك، أو مُدَّ بِيَدٍ لم تتوقع منها الخداع، أو غُلِّف بلباسِ النُّصِح والإرشاد والاهتمام بك.

لا تخدعك المظاهر والأسماء والألقاب، وتحرى عن الحقيقة، والحقيقة موجودة، ولكن قد تكون أغلقت عينيك وقلبك عنها.

أمَّا المتلاعبون فاعلموا أنَّ لكم يوماً معلوماً في الدنيا أو الآخرة، أو كليهما، ولن تطول أيامُكم.

لقد عرف الناس أن معظم الدعايات غير دقيقة، ولكن مازالت النظرة إلى مواقع وأدوات التواصل الاجتماعي لم تصنَّف في المجتمع كوسائل دعاية وترفيه.

المبادئ والقيم

لكل مجتمع ركائز تنشأ وتتطور مع الوقت على أُسس من المبادئ الثابتة والقيم العالية.

تشترك المجتمعات المتحضِّرَة في المبادئ والقِيم الإنسانية، وتختصُّ في المبادئ والقيم الدينية والرسالات السماوية والإبداعات الفكرية والاقتصادية.

المبادئ هي ركائز المجتمع التي يبنى عليها ويرجع لها ويتطور من خلالها، والقيم هي طموح ورقي المجتمع من خلال ما تمليه عليه المبادئ الأساسية لتشكيل المستقبل لتلك المجتمعات.

عندما تُفقَد المبادئ تسقُط القِيَم، ويتحول المجتمع إلى مادي انتهازي بحت، قابل للتفكك والسقوط مع أي هزة قوية.

إنَّ المبادئ القوية والمبنية على الطبيعة الإنسانية والمدعومة بالقوانين التشريعية.. تحافظ على نظام اجتماعي ناجح وقابل للنمو والتطور وفق أُطرٍ واضحة، وقِيَمٍ جليلة، ترقى بالإنسان

إلى أعلى مستويات العيش الكريم، وتحافظ على لُحمَة المجتمع وترابُطِه.

الحفاظ على المبادئ مسئولية جماعية لا يمكن التخلي عنها أو المساومة عليها.

الروتين والعمل

عمل روتيني وإجراء روتيني وتوقيع روتيني وهلم جرًّا من الكلمات والأعمال التي استأنستها أسماعُنا وقبِلتها أفئدتنا ومضينا بها.

لكن هل يوجد عمل روتيني كما نقول ونفهم حيث تكرار نفس الشي في كل يوم دون إبداع أو تغيير؟

لو تفكرنا في الحيوانات لوجدنا أن حياتها قريبة إلى الروتين؛ حيث تأكل وتنام وتأكل وتنام وتتكاثر، فمن بزوغ الفجر تذهب للمرعى، أو تطير لتجد الكلأ والماء، وتعود في المساء لتنام حتى الصبح لتكرر أعمال اليوم السابق.

وعلى الرغم من بساطة الروتين فإن البهائم لا تقبل به بشكل قاطع، فهي تغير طريقها ومرعاها وموردها إذا أحسَّت بتغير الأوضاع على الأرض وقِلَّة المصادِر، بل البعضُ يبحثُ عن مصادر أفضل ويستكشف المراعي.

ماذا عن البشر؟ من كُرِّموا بالعقل وأُعطوا المواهِب والإبداع، كيف يقبلون بروتين العمل؟!

تعمل الدول المتقدِّمة على تحويل الأعمال المتكررة إلى عمل لا بشري، وتطور الروبوتات لتحل محل الإنسان، فدخلت المصانع والمعامل والمختبرات، وعَمِلت ليلَ نهار في ظل الثورة الصناعية العالمية.

نعم العمل الروتيني لم يوجَد لنا، ويجب أن نكون مبدعين في أعمالنا، وأن نغيِّر من أحوالنا، ونطوِّر من أدائنا، ولا نسمح بالروتين في حياتنا، ونعيش حياة متغيِّرة سعيدة ومنتجة.

نحن والأرقام

عندما تترجم الحروف إلى أرقام ينعدم المعنى ويتلاشى الإحساس وتتساوى القِيَم وتنحصر المبادئ وتبقى الإنسانية في مهب الريح.

تحت التطور الحضاري تحوَّلت الأسماء إلى أرقامٍ بمسوغات عديدة، حيث تشابه الأسماء والمصالح والحاجات، فعندما تولد يتم إعطاؤك اسماً، ولكن يتم تسجيلك برقم.. هو سجلك المدني، والذي تُمَيَّز به عن غيرِك، وتفقِدُ تَمَيُّزَ اسمَك.

والأرقام لا تتركك، فيكون لك رقم في كل وقت في انتظارك بالمطعم، أو المكتب، أو الطابور.

سلسلة نقاط ومراحل في عمرك تحمِلُ فيها رقماً.. كرقم الجلوس، والرَّقم الجامعي، ورقم الاختبار، والرقم الوظيفي، وأرقام لكل مناسبة وحَدَث، حتى رقمك الأخير.. رقم الجنازة.

ما هذا التحوُّل المهول الذي لم نحس به ولم نستوعب نتائجه؟

لقد أصبحنا أرقاماً دون أن نعرف مقدار ما فقدنا، لقد فقدنا الإنسانية والاهتمام والتقدير والاحترام.

أنت فقط رقم، والرقم لا يحمل أيَّ إحساس أو كرامة أو اهتمام.

هل شاهدتَ شخصاً مهماً ينتظر في الطابور، أو في الانتظار؟ لا يمكن! فهو لَم يقبَل بأن يكون رقماً، ولكن لو أصبح غير مهم فلا خيار له إلا أن يصبح رقماً.

خدمات العملاء المتميزين أو المهمين أو كبار الشخصيات أوجِدَت حتى لا يصبحوا أرقاماً.

عندما تذهب إلى أيِّ مكان وتعطى رقماً فاعرف أنك لستَ إلا رقماً.

عندما تتوظَّف فأنت رقم وظيفي وعليك أن تعرف قيمتك في هذا العمل، وسهولة الاستغناء عن الأرقام، وإن سمعت عن الرقم الصعب في المعادلات، فليس صعباً في التسريح.

إعطاؤك رقماً فهذا من تقييم النظام والعمل، ولكن يجب ألّا تقبل أن تكون رقماً من داخلك، اهتم بصحتك الجسمية والعقلية، واعمل بقدر المطلوب والمدفوع من الأجر، ولا تضحي بصحتك تحت أي ظروف أو ضغوط.

لقد خُلِقتَ إنساناً مكرماً ومميزاً، ولكن التحول المادي للحياة جعل البعض يحولك رقماً.

حافظ على كرامتك وتميُّزِك الخَلقِيِّ والأخلاقِي، واعمل واجتهد في حياتك، ولا تنسَ آخِرَتك.

إذ لا بد من أن تتقبَّل الرَّقم، فلا تتقبل التوابع لهذا الترقيم؛ في أن تغير مِن حياتك وإنسانيتك.

لغة الأرقام

لغة الأرقام لا تكذب، مقولة خالدة ومتكررة على مسامعنا. الأرقام الأسهل في التزييف والتحريف. الأرقام لا تشرح نفسها، ويمكن أن تُشرَح بطُرُق مختلفة وحسب المزاج.

التلاعب في الأرقام من أكثر أساليب الغش في معظم المجتمعات، عندما تكون لغة الأرقام هي اللغة المقدسة في التعامل.

عندما يعرف الموظف اهتمامات المسؤولين بالأرقام يبدأ العمل عليها بشكل احترافي حتى تظهر بشكل مُرضٍ وممتع لإرضاء الإدارات العليا.

تلك الأعمال الاحترافية تجعل من المتلقي يفسر الأرقام بطريقة تختلف عن الواقع، وينخدع بتفسيره، بل يطيح بالمنافسين الذين لا يجيدون فنون الأرقام.

الاهتمام بالأرقام يجعل من الأداء الرديء إنجازاً، ويقلل من الأعمال غير المحسوبة رقمياً؛ كالتعامل والتقدير والاحترام والعناية والمساعدة.

إذا كان اهتمام المؤسسة بالأرقام؛ فقد وصلَت إلى أدنى المستويات الإنسانية والعملية والجودة.

قد تكون لغة الأرقام لا تكذب، ولكن تخدَع.

العمل الطبي والقانون

الطب مهنة تحكمها القوانين والتشريعات المنصوص عليها في لوائح وأحكام العمل الصحي.

ولكون العمل كطبيب يمر بمراحل مختلفة من المستويات، ابتداء من سَنة الامتياز، ومروراً بطبيب مقيم، وطبيب زمالة، حتى أخصائي، وأخصائي أول، واستشاري، فإنَّ لكل مرحلة مسئوليات وواجبات، على كل من أراد العمل في هذه المهنة الاطلاع عليها وفهمها جيداً.

تأتي هذا التشريعات على مستوى الوزارات والمستشفيات، تحدد العمل والمسؤولية وجميع ما يلزم في العمل، حتى طريقة اللباس والتعامل مع الآخرين.

تختلف هذه القوانين من بلدٍ إلى آخر، وهذا يستلزم الاطلاع عليها في كل مكان.

غالباً ما يكون الأسبوع الاول من العمل تعريفياً لقوانين وطرق العمل والجهات المسئولة في مقر العمل في حالة الحاجة وطلب المساعدة.

أما الشق الأهم في الموضوع هو القانون العام المتبع في البلد، والذي قد تحتاج إليه في حالة الذهاب إلى المحكمة أو الادعاء العام.

اطِّلاعُكَ على هذه القوانين يوفِّر عليكَ المال والجُهد والتَّعب، وهذه نصيحة لكل مبتدئ؛ أن يطَّلِع عليها جيداً.

وحتى تكتمل الصورة؛ يجب مراجعة كل القوانين المتعلقة بالمهنة والعمل، والقوانين الخاصة بالمنشأة التي تعمل بها.

فمثلاً: قانون ممارسة المِهَن الطبيَّة، وقانون العمل، من أهمِّ ما يبدأ به حديث التوظيف.

حقوق المريض

تتفاخر المؤسسات الطبية في تطبيق أعلى المعايير والمقاييس في خدمة وسلامة المرضى. وتتسابق على الحصول على الاعتماد الطبي من المنظمات المحلية والعالمية، والتي تضع شروط وأحكام ونُظُم الرعاية الصحية.

لكن ما هو الواقع في عالم يزداد فيه الطلب على خدمة مُهِمَّة للحياة، ومرتفعة السِّعرِ، ومحدودة العدد، ومتسعة الخدمات والتخصصات؟

في كل مؤسسة صحية تجد لائحة توضح حقوق المريض وواجباته.

قوانين عامة تجعل من تفسيرها محط اختلاف في طرق تقديم الخدمات في كل مكان.

كنت دائماً أرى أن وقتَ العيادة يجب أن يختلف من مريض لآخر، ولا يكون محدوداً بخمس عشرة دقيقة فقط؛ من دخول المريض، والاستماع إليه، وكتابه الملف، والعلاج، والشَّرح،

وخصوصاً إذا كان الموضوع متشعباً وأكثر من مَرَض. هذا الوقت لا يكفي لأي شيء، بل أصبحت في بعض العيادات توضع عشر دقائق للمريض حتى تستوعب أكبر عدد من المرضى.

زيادة المرضى وزحمة العيادات سيجعل من الأخطاء الطبية أكثر، وعدم كفاءة السجلات الطبية ورضا المرضى أقل.

لقد أصبحت المؤسسات والمنظمات العالمية المنظمة للعمل والخدمات الصحية تبحث عن الحلول، لتصبح الحلول مشاكل وثقلاً على ميزانيات المؤسسات، لتقدم حلولاً تتسبب بنوع جديد من المشاكل. فعلى سبيل المثال: تقليل طول قائمة الانتظار نتج عنه زيادة المرضى بالعيادة، وتقليل الوقت، ليصبح رضا المريض والاستماع لشكواه ومرضه وحلها في زيارة واحدة شبه مستحيل.

إن حلول المشاكل بطريقة نقلِها ليس حلاً.

إذا استمرَّت الأنظمة الصحية بهذه الطريقة فسوف تنهار عاجلاً أو آجلاً، حيث تصل إلى تكلفة عالية ورضا منخفض وأهداف مستحيلة.

المريض والتوصية

يبحث المرضى أسوة بغيرهم عن شخص يعرفونه، أو آخر يعرف أحداً حتى يستوصي بهم ويقدِّم لهم خدمة خاصة ويوصي الآخرين بذلك.

هذا ما يحدث في العالم الثالث، حيث تتغير المعاملات مع التوصيات.

لكن ما يحدث في الطب شيء غريب بعض الشيء، لا يعرف له التعليل أو السبب.

في الحقيقة أكثر المرضى معاناةً من المضاعفات هُم من يوصى بهم.. مضاعفات نادرة جداً أحياناً.

قد تُعلِّل بأنَّ التوصية جاءت لأن حالته متقدِّمة وعُرضَة للمضاعفات، ولكن الواقع خلاف هذا، وهو الصادم لكثير من الأطباء والممرضين والفنيين ومقدمي الخدمة، فالمريض حالته جيدة، والكثير مِنْ مِثله مَنْ خضع لإجراءات أكثر تعقيداً وخرج

سليماً، بل في نفس اليوم مريض ثانٍ حالته أصعب منه، مع نفس الفريق، خرج بأحسن حال.

لا يُعرَف السبب، ولهذا يكره الاطباء والتمريض الحالات التي تأتي مع توصيات.

هل التوصيات تهزُّ مِنْ قدراتنا على الحكم والحكمة وتخطي حدود المطلوب؟

قد نحتاج التوصيات إذا كان المكان معروفاً عنه الإهمال وعدم الاكتراث والمبالاة.

هذه الظاهرة الغريبة لا يعرف لها الكثير مِنَ الشَّرح والتعليل، وينصح بالابتعاد عن استعمالها؛ حتى تتغير وتصبح مفيدة.

المرافق والمريض

من هو المريض؟

هل هو الإنسان الذي ينام على السرير ويتألم مِنَ المرَض ويفحصه الطبيب والممرض، وتجرى له الفحوصات ويذهب إلى العمليات؟!

أمْ إنَّه ذلك الشخص الذي لا يشتكي إلا قليلاً، صابر متحمل، يعدُّ السَّاعات والأيَّام والليالي، ليخرج مِن المستشفى وهمومها ولإزعاجها.

السرير لا يوجد.. وإنْ وُجِد غير مريح!

النوم متقطِّع ومُزعِج وغير صحي..

الأكل ليس له طعم، فقد يجوع ويصوم خجلاً ومجاملة، حيث مَنْ يُسمَّى عرفاً "مريضاً" صائم لِفَحصٍ أو عملية.

لا أحد يعيره الاهتمام، بل يتوقع منه أنْ يكون سنداً للمريض، وأنْ يُسَاعِد في تحريكِه وتغسيلِه وتهدئته وعلاجه.

يُطلِب منه أحياناً ما لا تطيقه الجبال.. الصبر والاحتساب، ومقابلة الأهل والأقارب والزوّار والشَّرح لهم والرد على أسئلتهم، والتواصل مَعَ الفريق المعالِج، والأقارب، ويعمل وزير خارجية وصحة وعلاقات عامة.

أمَّا إذا كان موظفاً فالله المستعان، فذلك المدير الغثيث الذي يتصل ليذكِّره بالأوراق التي يرسلها ويسأل: "ليه ما فيه مُرافِق غيرك؟!"، وكأنه ذاهب برحله استجمام!

إنَّه المريض المهمَل والشجاع، المهمَّش والصَّابر السَّاكت المُرافِق.

ماذا إذا كان المرض متقدماً والطب حائراً والموت قادماً والقضاء بيد الله والانتظار للأجل القريب؟

معاناة لا يعلمها إلا الله.

رفقاً بالمرافقين!

رفقاً بالآباء والأمهات المرافقين..

هم المرضى الحقيقيون المجهولون!

تكلموا معهم وخاطبوهم وردوا على أسئلتِهم، واصبروا معهم.

زوروا المُرَافِق كما تزورون المريض.

الفشل والمريض والقرار

خمسة عشر عاماً ونيِّف من العمل في برنامج الضغط الرئوي عند الأطفال، والعيوب الخلقية، وفي أربعة أماكن مختلفة، ومحاولات يائسة لنجاح البرنامج، قررتُ أنْ أتوقَّف عن المحاولات، وأتقبَّل الفشَل، وأقتنع بالحقيقة التي تعلَّمتُها من أجدادي، بأنه لا يمكن الزرع في السباخ (الأرض شديدة الملوحة) هي الواقع والمصير لبعض الافكار والمشاريع والتطلعات.

لم يأت الوقت لمثل هذه البرامج أن ترى النور، ويوماً ما ستجد طريقها للواقع، وتزدَهِر معَ الزمن.

اتخذت قراري بأنْ أتوقَّف مع آخر مريض سأقابله في العيادة القادمة، وأعتذر عن قبول أي مريض آخر؛ فلم أستطِع العمل وحدي، بل لم أترك الأعمال كما ينبغي؛ لعدة ظروف لوجستية وإدارية وغيرها.

ما حصل في العيادة ومع المريض الأخير كما أردت، كانت حكاية وموقفاً لا أُحسد عليه، وعلى أن أُغيّر قراري، أو حتى أؤجله لبعض الوقت.

باختصار: الأهل قد فقدوا الأمل، وكل شخص أخبرهم أنها مجرد فترة وسيموت طفلهم، وهذا ليس الواقع مع كل الأطفال، وفي علم كبير كالضغط الرئوي عند الأطفال وفي مثل حاله طفلهم. بكى الأهل وحزنتُ كيف أتركهم لمن لا يعرف من الأمر إلا اسمه، ويتحدث بما شاء، ويقنع الأهل بما لا يعرف.

ليس كل الضغط الرئوي عند الأطفال يساوي الوفاة، وإن كان عند بعض الأطفال هو الحقيقة، ولكن لنتعلم حتى نعرف أن نفرق.

لكن مرارة الفشل لهذه الفترة من الزمن هل يكفي فيها تعاطف مع الأهل والمريض، وإحساس بالمسؤولية من طرف واحد؟

حتى لا أخسَر نفسِي وما عانيت، قررتُ التراجع عن القرار مؤقتاً، ولكن جعلته جاهزاً بأي وقت.

وهأنا أكتب هذه الكلمات حتى أقدِّم اعتذاري لكلِّ مريض وأهله لم يعرفوا مِن قِصَّتي إلا القليل، ولكن لم أتركهم إلا بعد أن فقدت الأمل.

ستتغير الأيام، وتشرق الشمس، ويفرح الكل إن شاء الله.

المريض واختيار الطبيب

إحسان اختيار الطبيب من الأمور التي يفتقدها الكثيرون، ويرجع إلى قلة المعلومات عن الأطباء وتخصصاتهم، والبدء بالتخصص قبل زيارة طِبِّ الأُسرة، ومعرفة الطبيب المختص، والتأثر في كلام المعارف والأقارب ووسائل التواصل الاجتماعي.

يتفق الكثير على اختلاف مستويات وخبرات الأطباء، وهذا يؤثر على القدرة على العلاج والتشخيص وغيرها من الأمور الأخرى.

كثير من يعجب بكلام الطبيب أو شكله أو نشاطه في التواصل الاجتماعي، وهذه رغم أهميتها ولكن لا تخدم الهدف من تواجد المريض الأساسي؛ وهو الشفاء بعد التشخيص الصحيح، والعلاج المناسب.

إنَّ العِلمَ والأخلاق متمِّمَان لبعضِهما، ولا تنفع المريض الأخلاق بلا عِلم، ولا يتحمَّل المريض العِلم بدون أخلاق.

حسب الأنظمة المعمول بها في بعض الدول، من الصعب أن يتكلم الطبيب عن زميله بشكل عام، وهذا يجعل الكثير يثنون على بعضهم حتى لا يكونوا تحت المساءلة القانونية، وهذا يُصَعِّب الوصول إلى الطبيب المتميز حقاً.

ابدأ من طبيب الأُسرة، أو طبيب الأطفال، أو الطبيب العام، واعرِف مَنِ المتخصصُّ بما تشكو، وابحث عن المتميز في هذا المجال.

وسائل التواصل ليست دوماً مع المتميزين في الطب، ولكن المتميزين في الإعلام والدعاية.

حياة في مَمَرّ

في عيادَةٍ مشتركة لقلب الكبار والصغار كتبت ملاحظتي: "جميل أن يكونَ في المَمَرِّ طيفٌ من المرضى بأعمار مختلفة.. من طفل يُحمَل بالمهاد، إلى عجوز يُحمَل على عربة أو كرسي مدولَب". هذه دورة الحياة، حيث تسمح لك الأقدار بأن تراها في يوم واحد.

المرض لا يعرف العُمَر، وما كتَبَ الله يحدُث، وإنْ لم نَزُر العيادة صغاراً، زرناها كباراً.

جميلٌ كذلك أن ترى أطبّاءَ الأطفال يرعون الشجيرات الصغيرة، وينتظرونها تكبر، وأطبّاءَ الكِبار يحاولون في تنسيق الأشجار المعمّرة ويحافظون عليها.

إنَّ جمال المنظر في عبرة الحياة ومراحلها التي تنطوي أمام عيوننا في لمحة واحدة للمَمَرِّ.

نعم.. الحياةُ مَمَر، وها نحن سائرون في هذا الممر.

واجِهةُ الشَّرِكة

في عالَم المصارَعة، تعمَد الشَّرِكة إلى اختيار أحدِ الأبطالِ مماثلًا لواجهة الشركة، وهذا ما يحدث في بعض الأندية الرياضية.

انتقل هذا التقليد إلى بعض المستشفيات والمدن الطبية، وأصبَحتْ بعضُ المراكز والتخصصات الطبية واجهة المنشأة، فأصبح هنالك المركز المميَّز، والإدارة المدلَّلَة، والطبيب المشهور، وأصبح باقي الأقسام في حساب التكملة والمهمَّش.

وهذا يتغير مع "الموضة الطبية"، فتكون الشهرة لتخصص، ومِن ثَمَّ تنتقل إلى تخصص آخر.. وهكذا.

يحسُّ الكثيرُ مِن العامِلين بالغُبنِ وعدمِ الإنصاف لكونِهم مِن التخصصات المهمَّشة، ويحس المدللون بالتَّعامُل الخاص والتقديم على الآخرين، ولا سوء إذا اقتنع المدللون بفوقيتِهم على الآخرين، وأنهم مميزون بخبراتهم وأدائهم وتدريهم، ويزداد الأمر سوءاً إذا احتُقِر الآخرون واستُهزِئ بأدائهم وعملهم.

هل نحتاج واجهات للمنشآت؟!

نعم نحتاجها في وجود مَن يسألُ عنهَا ويهتمُّ بالمستشفيات حسب واجهتها، ويُقرِّر الكثيرَ مِن أمورِها.

وإلى أنْ يُقرر الجمهور والمرضى وأقاربِهم مَن يستَحقُّ أن يكونَ الواجهة، سيبقى الحال على ما هو عليه، وعلى المتضرِّر الصبر أو تركُ المكَان.

ذاكرة المدير

"أنا المديرُ يعرفني ويقدرني ويعرف عملي واجتهادي"، هذا ما يدور في رأس الكثير من الموظفين الذين يعرفون المدير قبل الكرسي.

لكن ما بعد الكرسي يحدث عند البعض "فرمتة" للذَّاكرة، حتى يضع مجالاً في الذاكرة للعمل الجديد، وعادة ما يستغني عن كثير من المِلَفات، وللأشخاص الذين لا يرى لهم أهميَّة.

عزيزي الموظف، اذهب إلى المدير وأنتَ متقبِّل أنَّ ملفك قد حُذِف من الذاكرة، ولا تعوِّل كثيراً على المعلومات السابقة. اعمَل بِجِدٍّ وأقنعه وكأنه يومُكُ الأول الذي تقابله فيه، وإن كنتَ محظوظاً فقد يكون ملفك بالذاكرة، لكن لا تحزن.. وابذل جهدك لعمل ملف جديد.

أتَبَسَّم عندما يتصل بي أحد ويقول: "بلغ سلامي لفلان، فقد كنا نعمل سوية قبل عدة سنوات، وأنَّه يعرفني وأعرفه". أخي الحبيب.. أنتَّ لا تعرف شيئاً عن نظامِ الذاكرة مع الكراسي،

واعذرني.. لا أريد أنْ أوصِل سلامك وتحياتك لمن لا تسعفه الذاكرة على معرفة زملاء وأصدقاء الأمس، فما بالك بك! اجتهد أيها الزميل، ولا تعتمد على ذاكرة المدير، وقد يكون فقدان الملف فرصة لك لتحسين صورتك وتغيير وضعك.

حظاً موفقاً.

الإدارة الجديدة

حينما تُكلَّف أو تُعيَّن في إدارة؛ فانظر إلى ما عمل المدير السابق، وما حقَّق مِن نجاح، وما كانت المشاكل العالقة، وما الحلول التي قُدِّمت وفشِلَت، وما هيَ تطلُّعاتِ الموظفين وطموحاتهم وقدراتهم؟

أمضِ شهرك الأول بالبحث والتحري؛ إذا لم تكن على اطلاع كامل بمجريات العمل ودقائق الأمور قبل أنْ تصبح مديراً.

إنَّ هذا الوقت سيوفِّر عليك زمناً طويلاً، وتكرار الفشل السابق والبحث عن إستراتيجية جديدة لحلِّ المشاكل العالقة والقادمة.

نادراً ما يكون المدير السابق فاشلاً، ولكن قد يكون غير موفقاً أو محدودَ القُدُرات الذهنية والإدارية، أو من يفوقه صعب المراس ومحدود القدرات.

ابحث عن الأنظمة والتشريعات فقد تكون سبَبَ تعطُّل العمل؛ لوجودها أو لعدم وجودها.

ابحث حولك.. فستجد شرحاً ووجهات نظر قد تكون مفيدة، والخيط الأول لحل أمور كانت شبه مستحيلة.

شارك الموظفين بشكل فردي أو جماعي النِّقَاش والأفكار، فقد تَجِدُ عندَ أحدِهم مفتاح الباب.

وزِّع المهامَ على الكُلّ، وحاوِل تشجيع الموظفين على المبادرة والإبداع.

إنَّ وجودَ مشاكِل عالقة لا يعني أنها مستحيلة الحل، ولكن قد تحتاج طُرُقاً مختلفة للتَّعامُلِ معها وحلِّها وتفكيكها.

اجعل كل مشكلة تُحَلُّ تزيدك خبرة، وكل مشكله باقية تزيدك حماساً وصموداً بمواجهتها وحلِّها.

الوقت كفيلٌ بحلِّ المشاكل أحياناً.. وتعقيدها أحياناً، فلا تعول على الوقت فقط، واجتهد وحاول.

تواصَل مَع الزُّملاء في الأماكن الأخرى، فقد مرَّت عليهم مثلُها، وانتهت بحلولٍ يمكن استعارتها وتكرارها.

لا تنسَ ولا تتجاهل المشاريع السابقة، وحافظ عليها كمكتسبات واعمل على تطويرها.

تذكَّر أنَّ ما تقوم به هو عَمَلٌ جماعي، وأنتَ فقط القائد في هذا العمل، فلا تنسَ الشُّكرَ والثَّناء على الآخرين، وابتعد عن نَسبِ الإنجازات لنفسِك، وإن فعلت فستخسرهم جميعاً.

تذكَّر أنه مهما طال الوقت لن تستمر في مكانك، ولن تقبل من يأتي بعدك بأن ينتَقِص من عمَلِك وأدائك.

لا تضِع وقتك

عندما تتقدم بمشروع لمديرك وتجده بات في أحد الدروج أو سله المهملات فلا تيئس، ولكن لا تخسر وقتك في محاولة أخرى.

لا تغضب، وابحث عن السبب في كل هدوء؛ فقد يكون أكبرَ من قدرة المدير العقلية على الاستيعاب أو الفَهم، أو إدراك الأهمية، أو الخوف من بروزك واستبداله بك، وغيرها مِنَ المُسبِّبات المنطقية أو غير المنطقية.

كما يفضِّل بعضُ المدراء الهدوء والعمل اليومي الروتيني دون تغيير، حيث تَسهُل إدارة الروتين، ولا يحتاج جهداً للتغيير والإبداع.

وهذا قد لا يكون هو تفكير مديرك المباشر وحسب، بل يكون تفكير سلسلة من المدراء له، والذين يتبنون فكرة تحويل العمل إلى روتين يسهل أداؤه والإشراف عليه، ويبتعد عن خوضِ التجارب والابتكار وما يصاحبها مِن عمَلٍ وتفكير ونجاح وفشل.

احتفظ بأفكارك ومشاريعك حتى تأتي رياح التغيير، وسيبحثون عنك ويساعدونك ويشجعونك.

إذا طال الوقت والانتظار، فابحث بهدوء عن مكان آخر يستقطب الأفكار والمفكِّرين، ويشجِّع الإبداعَ والمبدِعين، وانتقل حيث ستجدُ ضالَّتَك.

احذر من الإحباط والمحبطين مهما كانوا في العمل.

في سفينة واحدة

"في سفينة واحدة".. كثيراً ما نسمع هذه العبارة التشجيعية، والتي تعبِّر عن المساواة والمسئولية الجماعية والتكامل العملي ووحدة المصير.

لكن هذه لا تمتُّ للواقع بِصِلَة من قريب أو بعيد. فالحقيقة.. نحن في أحسن الظروف في بحر واحد، وبقوارب وسفن ويخوت مختلفة، كل حسب وضعه الوظيفي والاجتماعي. صغار الموظفين وبسطاء القوم في قوارب صغيرة أشبه إلى قوارب الصيادين، مستوى أمانٍ متدنٍ، ورفاهية معدومة، ودخل متواضِع.

ومع تغيُّر الوضع الوظيفي والاجتماعي، تتغيَّر الوسيلَة، ويتغير المركِبُ حتى تصل إلى يخوت فارِهَة، وخدمات خيالية، ووضع مميز.

هذا الواقع بحر واحد في أحسن الأحوال، ولكن ليست سفينة واحدة، ولا سفينة جمعت جميع الأطياف بعد سفينة نوح عليه السلام.

لن تكون سفينة واحدة إلا إذا كانت مقسَّمة على أطياف الخدم والسادة.

إذا كان الاستغناء عنك سهلاً فأنتَ مِنْ خَدَمِ السفينة، إذا قبِلت بهذا المبدأ غير الصحيح وغير الواقعي أصلاً.

إنَّ هذه العبارة.. و"السفينة الواحدة".. من كلمات السَّادَة؛ ليحثوا قواك وعقلك على العمل بِجِدٍّ وتفانٍ في خدمتهم، والتصديق بمستقبل يعيشونه قبلَك، ويجنون ثمار جُهدِك، ويرتقوا على أكتافك!

لذا: عندما تسمع هذه الكلمات الرنانة.. فكِّر مليًا بها قبل أنْ تَقَعَ في قلبك، وأنْ تصدِّقها أو تعمَل بِها.

عليك أنْ تشُقَّ طريقك بالحياة بجُهدِك وعمَلِك ومثابرتك في واقع يختلف عن التنظير والتطبيل.

العمل الإداري والإكلينيكي

من يعمل في المستشفيات والعيادات والمراكز الصحية يعرف هذه التقسيمة البسيطة للعمل، أسوة بكلِّ القطَّاعات؛ حيث يتم عمل تقسيمات لضمان سير العمل وتحديد المسؤوليات والتطور المتوازن وتسهيل تقديم الخدمات.

ولهذا.. التقسيمُ له نقاطُ قوة وضعف؛ حيث يجعل مقدِّم الخدمات في مواجهة العملاء مع صلاحيات محدودة، ويشغل المقدِّمين في أمور خارج إطار عملهم، وفي نفس الوقت يجعل مَنْ يملك القرارات ويستطيع التعديل بعيداً عن واقع العمل وطلبات الجمهور.

ما يقوم به الطرفان هو جهد مميَّز لتقديم خدمات وعناية متميِّزة للمريض، الذي هو العميل الأول.

يعمل الفريق الإداري خلفَ الكواليس بعملٍ جاد ومتواصل، مثل مئات المعادلات اللوغاريتمية التي تعمل في البرامج الكمبيوترية، والتي فيها فقط نرى النافذة لهذا البرنامج وشكله

الخارجي لتحسين أداء وعمل الفريق الآخر الإكلينيكي الذي يقف في الواجهة.

كلا الفريقين متمم للآخر، إلا إنَّه قد تحدُثُ خلافات بينهم تؤدي إلى تدهور الخدمة، وتفكُّكِ المنظومة.

إنَّ مراقَبَة العلاقة بين الفريقين والتدخُّل السريع في حل أي مشاكل بينهم حتى لا يتأثر العمل ويخسر المريض الكثير من حقوقِه.

إنَّ روحَ التنافس إلى رفع مستوى الأداء يجب أن يراقَب حتى لا يحوَّل إلى حرب باردة وتخريب و"تطفيش" واستغلال، وتدمير الطرف الآخر تحت حجج وأعذارَ مختلَقة بوجود قيادات ضعيفة وفاشلة.

إن ضعف القيادات لسبب داخلي أو خارجي سيؤدي إلى انفلات إداري وتردٍ وهبوط مستوى المنشأة والخدمات المقدَّمة، وتلاشي المنافَسَة الشَّريفة.

إنَّ الجمعَ بين العمَل الإداري والإكلينيكُي مِنَ الأمور الشائِعة في جميع القطَّاعات الصحِّيَّة، ولها فوائدها وأضرارُها على المريض والموظف.

الإكلينيكي القائد

ليس الشخص المناسب في مكان ما هو الشخص المناسب في مكان آخر.

هذه الحياة في اختلافاتها وبساطتها وتعقيدها وتطورها جعلت التباين بين الناس كبيراً؛ في أعمالهم، ومهامهم، وتفكيرهم، ومعلوماتِهم.

لم يكن ذلك الشخص المناسب لكلِّ المهام والأعمال، والنقيب والنجيبُ الذي يعرفُ كلَّ شيء، ويدرِك كلَّ شيء في الزمن الماضي موجوداً الآن.

أصبَحَتِ الأمورُ أكثَرَ تعقيداً، وتدارُ بالعِلمِ والمعرفة والتخصُّص.

الطبيب المشهور البارع في عمله قد لا يكون القائد الناجح في إدارَة قِسمٍ أو مستشفَى أو وزارة.

والعكس صحيح.. لا يُمكِن لإداري ناجح أن يقوم بعمل طبيب.

وهذا ليس على الطب، بل في كل مكان، فقبطان السفينة لا يمكن أنْ يقود طائرة أو قطاراً دون تدريب وتأهيل.

لتخطي الحدود؛ يحتاج كل شخص تأهيلاً للعمل في المجال الجديد، عن طريق الدراسة والتدريب والتدرُّج بالخبرات.

إنَّ العمل في مجال مختلف كعبور الحدود في بعض الدول، يحتاج إلى جواز وتأشيرة وأوراق أخرى حتى يكون نظامياً، أمَّا إذا عبر بدون هذه.. فيعتبر مخالفاً للأنظمة.

تعاني الكثير من المنظومات والمؤسسات من وجود القائد الذي وصل بطريقة أو أخرى إلى قُمرة القيادة دون تأهيل أو تدريب لقيادة تلك المنظومات، فتبدأ سنون التخبُّط والضياع حتى يجيد القيادة، فإما أنْ يُغرِق السفينة أو يُعزَلَ من منصبه.

تحدث كتاب القيادة لـ (جون ماكسويل) عن المستويات الخمسة، حيث معظم القادة الإكلينيكيون لا يتعدُّون المستوى الأول.

عندما تبحث في الأماكن الناجحة تجِدُ الكثير يعتَمِد على القيادة المشتركة بين عناصِر مختَلِفة من الأشخاص، بتخصصاتٍ مختلفة، بقائد يعمل بروح الفريق، ويستمع جيداً، ويعمل بتوصيات المختصين.

البَحثُ العِلْمِي والرَّكْبُ

عندما تبدأ التفكير في البحث والإنتاج العلمي وتنظر من حولك، لا تجد الكثير من المتشجعين للعمل معك والتعب من أجلِ العِلمِ.

بل تَجِدُ قِلَّة من يستمعون إليك ويناقشون الأفكار والطرق والمشاكل والمعيقات ومحدودية الوقت والمصادر.

تبدأ مسيرتك في البحث بِقِلَّة محدودة من الأشخاص الذين قَبِلوا أن يضحوا بوقتهم وجهدهم ووقت أولادهم وأُسَرِهم حتى يقدموا بحثاً مفيداً يجِد له طريقاً في إحدى المجلات العلمية المرموقة.

وتستمر القافلة تحت أعين الجميع، ولكن هناك أشخاصاً لهم مآرب أخرى وأهداف غير نبيلة وأطماع غير مشروعة ليكونوا مسجَّلين مع القافلة في آخر المشوار.

عندما ينتهي البحث يقومون بالتواصل مع هذا وذاك حتى يكون اسمهم مع الباحثين، بل البعض يستعمل نفوذه في الضغط عليهم.

فمثلاً: تجد اسم المدير، ومدير المدير، وغيره في بحث قد يكون في تخصصهم أو خارج التخصص، ولا يعرِفُون منه شيئاً، ولا طُرُقَه ولا نتائجه.

أما الأسوأ مِن هذا: من يقوم بدعوة هؤلاء، وتقديم البحث ليكتبوا أسماءهم، ويضيفوا تبريكاتهم على هذا العمل، الذي لم يكن لهم فيه أيُّ جُهدٍ يذكَر.

هؤلاء هم الذين ينضمُّون إلى الركب في آخر المطاف، بل ويبحثون عن التقدير والمكافأة مقابل وجود أسمائهم هناك.

في عالم يتمتَّع البعض بميزات تجعل لهم اليدَ الطُّولى في اتِّخَاذ القرارات والصَّلاحيات في مجالات ليست من شأنهم، بل ويسيئون استعمال سلطاتهم لِيُخدَموا ويُرَقَّوا على ظهور الآخرين، فإنَّ البحثَ العلمي في تأخُّرٍ وتخلُّف في بلدان تقبع في مؤخرة قوائم البحث العلمي.

ردَّة فعلك

على الرغم مِن حقيقة قانون نيوتن في ردَّة الفعل التي تساوي الفِعلَ وتعاكسه في الاتجاه، إلَّا أنَّ الكثير ممن ينصحون أن تتحكم بردَّة فعلك وأنْ تُقلِّل منها ولا تتهور ولا تُستَفَزُّ ولا تنهار.

هذا التحكم يحوِّل الأمرَ مِن ردَّة فعلٍ إلى ارتطام، حيث لا يوثِّر الجسم الساقط أو المندفع على المانع، بل ينعدم ويتكسَّر.

لكن كيف لنا هذه القوة التي تجعلنا لا نتأثر وترتطم الأشياء بجدار هِمَمِنا وعلى شاطئ عزيمتنا وشموخ وصلابة إرادتنا؟

كثيراً ما تضيع حقوقنا وتنقَلِب الأمور علينا بسبب ردَّة فعلنا الطبيعية، ونُسلَبُ حقوقَنا ونطالِب بالاعتذار والتعويض.

لقد أمضينا أكثر مِنْ عشرين عاماً في الدِّراسة والتحصيل، ولكن لَم ندرَّب ونُمَرَّن على ضبط النفس وردة الفعل، وهذا من ضعف مناهجنا، أو تجاهلها لعلوم سلوكياتنا وحياتنا.

هل الأمر – أمر ضبط النفس – بهذه الصعوبة؛ التي تجعل الابتعاد عنه والخوض فيه مشكلة تعليمية وتربوية، أو مخالفة للعادات والأعراف والتقاليد؟

لن نخوض بهذا الموضوع والأسباب كثيراً، ولكن التحكُّم بردَّة الفعل يحتاج تدرباً وتقييماً مستمراً حتى يصبح الشخص كالصخر، ويستحق قول الشاعر:

كَنَـاطِحٍ صَـخرةً يَوْماً ليوهنها   فَلَمْ يَضِرْها وَأَوْهَى قَرْنَهُ الوَعِلُ

فتعلَّم أولاً أنْ تبتَعِد عن الشخصنة للأحداث، فقد يكون الكلام أو النقد من أجل عمل أو مصلحة أو نظامٍ يُطَبَّق، وليس لشخص يد فيه، ولست أنت مقصوداً بالفعل.

واعلم أنَّ ما يجري معك قد يجري مع آخرين علمتهم أم لم تعلمهم.

ثانياً: لا تضخِّم الأمور ولا تعطِها أكبرَ مِن حجمِها أو أكبر من حجمك حتى لا تطحنك في ارتطامها.

ثالثاً: تدرَّب على التحكُّم بأعصابك وبرودتها وابتسامتك ولسانك، وتعلَّم فنَّ المفاوضات وإدارَة الجلسات.

رابعاً: توقَّف عن الكلام إذا غضِبتَ واطلب وقتاً للرَّد.

خامساً: لا تتصل ولا ترد على هاتفك وأنتَ غاضِب، ولا تذهب إلى من كنت منه غاضباً حتى يمضي الوقت وترتاح وتهدأ أعصابك.

سادساً: كل مرة أعِد تقييم نفسك، وتقدُّمِك، وكافئ نفسك بما تشاء ولو بكوب ماء.

سابعاً: تذكَّر دوماً أنَّ ما يحدث لك سيؤثر على صِحَّتِك في القريب أو البَعيد، وأنتَ مَن سيعاني في كلا الحالتين.

وأخيراً: ابدأ بالتدريب، وحاول كلَّ مرَّة، وستجِد نفسَك مدرباً للآخَرين.

المسئولية والصلاحيات

يكلَّف الكثيرون بالعمل الإداري المصاحب للعمل الإكلينيكي لمصلحة العمل، ولما تقتضيه الحاجة.

يواجه معظم هؤلاء الفشل والخيبة، وينقلب البعض على عقبيه ويصبح مدمِّراً للمكان.

ترجع هذه المشاكل إلى قِلَّة الخبرة الإدارية والتكليف بالعمل، دون منح الصلاحيات والمساندة مِن القيادات العليا في المكان أو الوزارة، بل الأسوأ المحاسبة على المسميَّات لا الصَّلاحيات.

يتوقع كثيرون أنَّ الصلاحيات هي فقط أوامر إداريَّة يصدرها المُدِيرُ لتُنَفَّذ، وهذا جزء مِنها، ولكن أين الصلاحيات الأخرى كالقدرة على التطوير والتغيير والعقاب والمكافئة، وعمل الاجتماعات الدورية والمناسبات العامة التي تُخرِج الموظفين من أجواء العمل، وتجمَع بينهم في ودِّ وسلام؟

تلك المسميات لا تعدو أن تكون كالصَّقر بلا ريش.. يُتوَقَّع منكَ أَنْ تحلِّق وأنتَ لست بقادر على أن تترك الغصن الذي تقِف

عليه.. أو فارساً لا يحمِلُ سلاحاً يُتَوَقَّع منه خوض المعركة والفوز فيها.

إنَّ سِرَّ هذه المشاكل يكمن في الإدارة المركزية التي تفتقد لأدنى معايير القيادة، والتي توزِّع الوظائف دون صلاحيات حتى تتحكَّم بكُلِّ مفاصِل العمل وتهوي به إلى القاع.

إنَّ تهافُتَ البعض على المسميات والرضى بها خاوية من الصلاحيات هو ما أطال حياةَ المركزية الفاشلة.

يلجأ المدراء إلى عدة أساليب حتى يديروا أقسامهم بدون صلاحيات، مثل التهديد بالإدارات الأخرى؛ كالمحاسبة والقانونية والمتابعة، أو نسب قراراته إلى الإدارة العليا، وأنَّ هذه توجيهاتهم. أو المطالبة باجتماع مُلزِمٍ بالأكثرية، ويكون لوبي (جماعة ضغط) لكسب الاجتماع، وغيرها من الأساليب التي ما تلبث أن تنكشف للكل ويتمرَّد عليها الجميع.

إنَّ العمل بدون صلاحيات ومسئوليات ليس له فائدة على الفرد والجماعة والمنظومة التي يتطلع ويتمنى الكثير إلى تحقيق النجاح المشترك بينها وبين كل أفرادها.

إنَّ التحليل العلمي لما يدور في معظم الإدارات سيجد ما كتبت سابقاً من أهم المشاكل التي تواجه الموظفين والمدراء على

حدٍّ سواء، والتي تُودِي إلى فشل المنظومة وشلل العمل
والإنتاجية فيها.

خاتمة

في مجال الصحة وما يدور حولها أمورٌ شتى، اخترتُ لكم بعضاً منها، وكتبت فيه بشكل مختصر حتى تكون حاضِرَ البالِ والفَهمِ عندما تمرُّ بهذه التجربة.

لم أحب أنْ أُسهِب فيها، فكل موضوع يستحقُّ كتاباً، ولكن وددتُ أن أُشِير إليها حتى يطَّلع القارئ على بعض ما يدور هناك.

ليست هذه كل المواضيع، فالبعض يحتاج أن يُكتَب بلغة طبيَّةٍ فسيصعب على القارئ غير المختص فهمها بشكل وافٍ، وتجعل من قراءة الكتاب مللاً وثقلاً.

مواضيع العاملين الصحيين والمرضى والإداريين وعامة المطلعين ومحبي القراءة.

أتمنى أن تكونوا قد قضيتم وقتاً ممتعاً وجميلاً في هذا الكتاب.

AF435026

9 789948 041542